எதற்காக எந்த உணவு சாப்பிடலாம்.-1

வி.எஸ்.ரோமா

Copyright © V. S. Roma
All Rights Reserved.

ISBN 978-1-63904-811-3

This book has been published with all efforts taken to make the material error-free after the consent of the author. However, the author and the publisher do not assume and hereby disclaim any liability to any party for any loss, damage, or disruption caused by errors or omissions, whether such errors or omissions result from negligence, accident, or any other cause.

While every effort has been made to avoid any mistake or omission, this publication is being sold on the condition and understanding that neither the author nor the publishers or printers would be liable in any manner to any person by reason of any mistake or omission in this publication or for any action taken or omitted to be taken or advice rendered or accepted on the basis of this work. For any defect in printing or binding the publishers will be liable only to replace the defective copy by another copy of this work then available.

பொருளடக்கம்

1. அத்தியாயம் 1 1

நான் 23

1

எதிர் உணவுகள்

எதிர் உணவுகளை ஒன்றாகச் சேர்த்து உண்ணக்கூடாது!

எதிர் உணவுகளை சேர்த்து உண்டால் அவை ஒன்றுடன் ஒன்று வினை-புரிந்து உடல்நிலையை பாதிக்கும்.

உடலுக்குப் பெருங்கேடு.......... உண்டாகும்!
எல்லோரும் இதை அறிந்து எதிர் உணவுகளை உண்ணாமல தவிர்க்க-வும்.

எதிர் உணவுகள்
மீன் X முள்ளங்கி
பசலைக்கீரை X எள்
திப்பிலி X மீன்.
தயிர் X மீன் .
திப்பிலி X தேன்.
துளசி X பால்.
தேன் X நெய்.
பால் X புளிப்பான பொருள்கள்.
மோர் X வாழைப்பழம்
இறைச்சி X விளக்கெண்ணெய்
முள்ளங்கி X பால்
அகத்திக்கீரை X ஆல்கஹால்

இவையெல்லாம் ஒன்றுக்கொன்று எதிர் உணவுகள்.

மீண்டும் சூடுபடுத்திச் சாப்பிடவே கூடாத 8 உணவுகள் பற்றித் தெரிந்துகொள்வோம்......

சிக்கன்

கோழி இறைச்சியில் அதிகளவு புரோட்டீன் உள்ளது. பொதுவாகவே புரதச்சத்து நிறைந்த உணவு செரிமானம்ஆக, அதிக நேரம் எடுத்துக்கொள்ளும். சிக்கனைச் சூடுபடுத்தும்போது இதன் புரதச்சத்து மேலும் அதிகரிக்கும்; அதையே இரண்டாவது முறை சூடு செய்து சாப்பிட்டால் அதுவே ஃபுட் பாய்சனாக மாறக் காரணமாக அமைந்துவிடும். எனவே, இதை மீண்டும் சூடுபடுத்திச் சாப்பிடக் கூடாது. ஒரு முறை வறுத்த இறைச்சியை மீண்டும் சூடாகச் சாப்பிட வேண்டும் என்றால், சாண்ட்விச்சாகச் செய்து........... சாப்பிடலாம்.

கீரை

கீரையில் அதிகளவு இரும்புச்சத்து மற்றும் நைட்ரேட் உள்ளன. இதிலிருக்கும் நைட்ரேட்ஸ் (Nitrates) சூடுபடுத்தும்போது நைட்ரைட்டாக (Nitrites) மாறும். இது, புற்றுநோயை உண்டாக்கும் பண்பு (Carcinogenic Properties) கொண்டது. கீரை உணவுகளை மீண்டும் சூடுபடுத்திச் சாப்பிடுவதால், செரிமான பிரச்னைகள் உண்டாகும்; குடல் புற்றுநோய் ஏற்படுவதற்கான வாய்ப்புகள் அதிகரிக்கும். எனவே, கீரையைச் சூடுபடுத்தி சாப்பிடுவதைத்................. தவிர்க்கவும்.

முட்டை

முட்டை அதிக புரோட்டீன் நிறைந்த உணவு. நன்றாக வேகவைத்த அல்லது வறுத்த முட்டையை மீண்டும் சூடுபடுத்தினால், அது விஷமாக மாறும். இது, செரிமான பிரச்னை மற்றும் வயிற்றுக்கோளாறுகளுக்கு வழிவகுக்கும். எனவே, முட்டையை எக்காரணம் கொண்டும் ஒருமுறைக்கு மேல் சூடுபடுத்திச் சாப்பிடக் கூடாது.

காளான்

காளானைச் சமைத்து, அப்போதே சாப்பிடுவதே சிறந்தது. காளானிலும் புரோட்டீன் அதிகமாக உள்ளது. இதை, இரண்டாம் முறை சூடுபடுத்தும்போது அது விஷமாக மாறி, செரிமானக் கோளாறுகள், வயிற்று உபாதைகளை......... உண்டாக்கும்.

சாப்பாடு

அரிசி நாம் அதிகமாக எடுத்துக்கொள்ளும் ஓர் உணவுப் பொருள். சாதத்தை மீண்டும் சூடுபடுத்திச் சாப்பிட்டால், அதில் நச்சுத்தன்மை அதிகரித்து, ஃபுட் பாய்சனாக மாறிவிடும்.

உருளைக்கிழங்கு

உருளைக்கிழங்கை ஒருமுறை சமைத்து ஃப்ரிட்ஜில் வைத்துவிட்டு, தேவைப்படும்போது சாப்பிடும் பழக்கம் பலருக்கு உண்டு. அப்படிச் செய்யும்போது சமைத்த உருளைக்கிழங்கில் உள்ள பாக்டீரியாக்கள் அதிலேயே தங்கி விட வாய்ப்புகள் உள்ளன. இதன் காரணமாக நச்சுத் தன்மை உள்ளதாக மாறிவிடும்; வாந்தி, குமட்டல், உடல்நல பாதிப்பு எல்லாம்......... ஏற்படும்.

சமையல் எண்ணெய்

எந்த வகை சமையல் எண்ணெயாக இருந்தாலும், அதைத் திரும்பத் திரும்ப சூடுபடுத்திப் பயன்படுத்தக் கூடாது. அந்த எண்ணெயின் அடர்த்தி அதிகரித்து, பயன்படுத்த முடியாத நிலைக்குத் தள்ளப்பட்டுவிடும். இது புற்றுநோய், இதய நோய்கள் ஏற்படக் காரணமாகவும் அமையும்.

பீட்ரூட்

பீட்ரூட்டும் கீரை வகைகளைப் போல நிறைய நைட்ரேட்ஸை உள்ளடக்கியது. அதனால் பீட்ரூட்டையும் மீண்டும் சூடுசெய்து பயன்படுத்தக் கூடாது.

நோய் வருவதற்கு முன் உடலில் தோன்றும் அறிகுறிகள்!
முகத்தில் அரிப்போ………... நமைச்சலோ எடுத்தால்
கூந்தலில் சுத்தமில்லை என அர்த்தம்.

வயிற்றுவலியோ வயிற்றாலையோ……………………… இருந்தால்
கைவிரல் நகங்கள்………………… சுத்தமில்லை என அர்த்தம்.

கண்களோ மூக்கோ…………………தொடர்ந்து அரிக்குமானால்
ஜலதோசம் பிடிக்கப்போகிறது…………………….. என அர்த்தம்.

காதில் அதீத…………………… குடைச்சலோ வலியோ வந்தால்
காய்ச்சல் வர…………….. நேரம் வந்துவிட்டது என அர்த்தம்.

கைமடிப்பு, கழுத்து மடிப்பு, கால் இடுக்கில் கருப்பான பட்டை விழுந்-தால்
கணையத்தில் இன்சுலினின் சுரப்பு அதிகமாகிறது என அர்த்தம்.

உடலில் இன்சுலின் அதிகம் சுரந்து அதிக பசி எடுக்கிறதென்றால்
அது நீரிழிவின் ஆரம்பம் என அர்த்தம்.

கால் பாதங்களில் வெடிப்பு…………….. உண்டானால்
உடலில் அதிக அழுத்தமும் சூடும் இருக்கிறது என அர்த்தம்.

முழுங்கால் மூட்டு அல்லது கால்களின் மணிக்கட்டு வலியெடுத்தால்
உடலில் அதிக எடை கூடிவிட்டது அதனைக் குறைக்கவேண்டும் என அர்த்தம்.

தொடர்ந்து முதுகுத்தண்டு அல்லது இடுப்புப் பகுதி வலிக்குமானால்
அந்த இரு எலும்புகளும் மிருதுவாகி தேய்மானம் தொடங்குகிறது என அர்த்தம்.

உதட்டில் அல்லது மேல்தோலில் வெடிப்பு, பிளவு, தோல் உரிதல் உண்-

டாகுமானால்
உடலில் நீர்ச்சத்தும் எண்ணெய்ப்பசையும் குறைந்துவிட்டது என அர்த்தம்.

தோள்பட்டை, முதுகுத்தாரை, குதிங்கால் இவற்றில் இறுக்கமோ வலியோ வந்தால்
உடலில் காற்றின் அழுத்தம் கூடி வாயு தேங்கியுள்ளது என அர்த்தம்.

கைவிரல் நகங்களுக்கு மேல் மெல்லிய கருப்புக்கோடு விழுமானால்
இருதயத்தில் பிரச்சினை தொடங்குகிறது என அர்த்தம்

ஆயுர்வேத ரகசியங்கள்

மூளை முதல் மலக்குடல் வரை... உறுப்புகளை பலப்படுத்த எளிய வழிகள்

நேரமின்மை இன்றைக்கு ஒரு பெரும் பிரச்னை. இதனால் வாழ்க்கைத் தரம் குறைந்து வருகிறது. நோய்களே இல்லாமல் ஆரோக்கியமாக இருப்பவர்களின் எண்ணிக்கை குறைந்து வருவது வருத்தப்படவேண்டிய செய்தி. நேரத்தை குறைந்த அளவில் எடுக்கும், சில எளிய வீட்டு வைத்தியங்கள் நிறையவே உள்ளன. அவை நம் ஆரோக்கியத்தின் கவசமாகும். அவற்றைத் தெரிந்து கொண்டால், நோய் வரும் முன் நம்மைக் காத்துக்கொள்ளலாம். அதாவது, ரத்தம் சுத்தமில்லாமல் இருப்பது, அதைத் தொடர்ந்து உள்ளுறுப்புகள் பாதிப்பதே நோயாக வந்து நம்மைத் துன்புறுத்துகிறது. ஆகவே, நோய் வரும் வாய்ப்பையே தடுத்துவிட்டால் ஆரோக்கியம் எப்போதும் நம் வசமே. அன்றாடம் பயன்படுத்தும் இயற்கை விளைப்பொருட்களின் மூலம் நம் உடலின் உறுப்புகளைப் பலப்படுத்தும் வழிமுறைகளைப் பற்றி............. பார்க்கலாம்.

மூளை

கறிவேப்பிலைத் துவையலை 48 நாள்கள் சாப்பிட்டு வந்தால் மூளையின் செயல்பாடு சீராகி, நாம் சுறுசுறுப்புடன் இருப்போம்.

தாமரைப்பூவை நீர் விட்டு காய்ச்சி தினசரி மூன்று வேளையும் ஒரு டம்ளர் அளவுக்கு குடித்து வந்தால் மூளையின் செயல்பாடு மேம்படும். இதை 48 நாள்களுக்குக் குடித்து வரலாம்.

குறைந்தது ஆண்டுக்கு இருமுறையாவது கைகளில் மருதாணி வைத்தால், மனம் தொடர்பான கோளாறுகள் நீங்கும். அதன் குளிர்ச்சி மூளைக்கு ஓய்வைத் தரும்.

வல்லாரை இலைகளை நெய்யில் வதக்கி சுடுசாதத்துடன் இரண்டு கவளம் சாப்பிட்டு வர வேண்டும்.

தினசரி இரண்டு துண்டு தேங்காயை மென்று தின்பதால் மூளையில் எந்தப் புண்களும் வராது.

இலந்தைப் பழத்துடன் கருப்பட்டிச் சேர்த்து அரைத்துக் குடித்தால் பதற்றத்தைக் குறைக்க முடியும். மூளையின் நரம்புகள் வலுப்பெறும்.

பெருவிரலும் ஆள்காட்டி விரலும் இணைத்து வைத்திருக்கும் சின் முத்திரையை, தினமும் 20 நிமிடங்கள் செய்தால் மூளையின் செல்கள் புத்துயிர் பெறும். நினைவுத்திறன் மேம்படும்.

கண்கள்

பாலுடன் குங்குமப்பூ சேர்த்துக் குடித்து வருவது.......... நல்லது.
தினமும் 50 கிராம் அளவுக்கு மாம்பழம் அல்லது பப்பாளியைச் சாப்பிட்டு வர பார்வைத்திறன் மேம்படும்.

அரைக்கீரையை வாரம் இருமுறை சாப்பிட்டு வந்தால் கண்கள் குளிர்ச்சியடையும். அதுபோல் பொன்னாங்கண்ணி, முருங்கைக் கீரைச் சாப்பிட்டாலும் பார்வைத்திறன் மேம்படும்.

வெண்டைக்காய் மோர்க்குழம்பு, வெண்டை மசாலா, வெண்டைக்காய் பொரியல் என சாப்பிட கண்களுக்கு நல்லது.

தினந்தோறும் நெல்லிக்காய் ஜூஸ் குடித்து வந்தால், கண் தொடர்பான பிரச்னைகள் வராது.

தினமும் 5 பாதாம்களை சாப்பிட்டு வரவேண்டும்.

பற்கள்

மாவிலைப் பொடியை பற்பொடியாகப் பயன்படுத்தி பல் தேய்த்து வந்தால் பற்கள் உறுதியாகும்.

கோவைப்பழம் சாப்பிட்டால் பல் தொந்தரவுகள் வராது. உணவிலும் அடிக்கடி கோவைக்காயைச் சேர்த்துக்கொள்ளலாம்.

செவ்வாழைப் பழத்தை தினமும் இரவில் சாப்பிட்டு வர பல்லில் ரத்தக்-கசிவு, பல் சொத்தை ஆகியவை வராது.

பல் உறுதியாக, உணவை நன்றாக மென்று சுவைக்க வேண்டும். கேரட், கரும்பு, ஆப்பிள் போன்றவற்றைப் பத்து முறையாவது நன்றாக மென்று சாப்பிட வேண்டும்.

நரம்புகள்

சேப்பங்கிழங்கை அடிக்கடி உணவில் சேர்த்துக்கொண்டால் நரம்புகள் பலம் பெறும்.
இரண்டு அத்திப்பழத்தை தினந்தோறும் சாப்பிட்டு வரலாம். மாதுளைப் பழச்சாற்றில் தேன் கலந்து 48 நாள்கள் குடித்து வரலாம். இலந்தைப் பழத்தை அவ்வப்போது சுவைத்து வரலாம். கரிசலாங்கண்ணிக் கீரையை அடிக்கடி சாப்பிட்டு வருவது நல்லது.

ரத்தம்

வாரம் இரண்டு நாள்கள் பீட்ரூட் ஜூஸ் குடிப்பதால் ரத்தம் உற்பத்தி-யாகும்.

திராட்சைப் பழ ஜூஸ் ஒரு டம்ளர் அல்லது ஒரு ஸ்பூன் இஞ்சிச் சாற்-றில் சிறிது தேன் கலந்து குடித்து வந்தால் ரத்தம்........... சுத்திகரிக்-கப்படும்.

தினம் ஒரு கப் அளவுக்கு தயிர் சாப்பிட்டு வந்தால், ரத்தக் குழாய் அடைப்புகள் நீங்கும்.

அடிக்கடி விளாம்பழம் சாப்பிட்டு வந்தால், ரத்தத்தில் உள்ள கிருமிகள் அழியும்.

இரண்டு லிட்டர் நீரைக் கொதிக்க வைத்து, அதில் சீரகத்தைப் போட்டு 10 மணி நேரம் கழித்து, அந்தத் தண்ணீரை நாள் முழுவதும் குடித்து வந்தால் ரத்தம் சுத்தமாகும்.
நாவல் பழம், இலந்தைப் பழம்ஞ ஆகியவற்றை சீசன் நேரத்தில் தவறா-மல் சாப்பிட வேண்டும்.

சருமம்

தேகம் பளபளப்பாக மாற ஆவாரம் பூ டீ குடித்து வரலாம். ஆரஞ்சுப் பழத்தையும் சாப்பிட்டுவரலாம்.

முட்டைக்கோஸ் சாற்றை முகத்தில் தடவி வர முகத்தில் ஏற்படும் சுருக்-கங்கள் மறையும்.
சந்தனக் கட்டையை இழைத்து அதனுடன் எலுமிச்சைச் சாறு கலந்து முகத்தில் பூசினால் பருக்கள் நீங்கும். முகம்............. பிரகாசமாகும்.

ஆரோக்கியமான உடல், பொலிவான முகம், பளபளப்பான சருமம் பெற அறுகம்புல்லை நீர் விட்டு அரைத்து, வெல்லம் சேர்த்து வாரம் மூன்று முறைக் குடித்து.... வரவேண்டும்.

எந்தவித தோல் நோய்களும் அண்டாமல் இருக்க, வெள்ளரிக்காய், மஞ்சள், வேப்பம்பூ சேர்த்து அரைத்து, உடலில் பூசிக் குளித்து வந்தால் சருமம் மின்னும்.

நுரையீரல் — இதயம்

தேனில் ஊறவைத்த நெல்லிக்காயை தினசரி சாப்பிட்டு வர நுரையீரல், இதயம் பலமாகும்.

கரிசலாங்கண்ணிக் கீரையை வாரம் இருமுறை சாப்பிட்டு வந்தால் நல்லது.

ஆர்கானிக் ரோஜாப்பூ, பனங்கற்கண்டு, தேன் ஆகியவற்றை லேகியம் போல கலந்து, தினமும் ஒரு ஸ்பூன் சாப்பிட்டு வர இதயம் பலமாகும்.

இஞ்சி முரப்பா, இஞ்க்ச் சாறு, இஞ்சித் துவையல் ஆகியவற்றைச் சாப்பிட்டால் இதயம் ஆரோக்கியமாக துடித்துக் கொண்டிருக்கும்.

முசுமுசுக்கை இலையை பொடியாக்கி மாதம் இருமுறை சாப்பிட்டு வந்தால் நுரையீரல் புற்றுநோய் வராது.

சுண்டை வற்றலை உணவில் அடிக்கடி சேர்த்துக்கொண்டால் நுரையீரல் ஆரோக்கியத்துடன் இருக்கும்.

திராட்சை ஜூஸ், உலர் திராட்சையை சாப்பிட இதயம் பலம் பெறும்.

முள்ளங்கிச் சாற்றை அரை கப் அளவுக்கு மூன்று வாரங்களுக்கு குடித்து வருவது நல்லது. இதனால், நுரையீரல் தொடர்பான பிரச்னைகள் நெருங்காது.

ஆளிவிதைகள், பாதாம், வால்நட் ஆகியவற்றில் ஒமேகா 3, நல்ல கொழுப்பு இருப்பதால் இதயத்துக்கு நல்லது.

வயிறு

காலையில் எழுந்ததும் ஊறவைத்த ஒரு டீஸ்பூன் வெந்தயத்தை சாப்-பிட்டு சிறிதளவு தயிரையும் குடிக்க வேண்டும். வயிறு சுத்தமாகும்.

மாதுளம்பூவை தேநீராக்கிக் குடித்து வந்தால், வயிறு தொடர்பான பிரச்-னைகள் நீங்கும்.

கொன்றை பூ கஷாயம், புதினா துவையல் ஆகியவை வயிற்று வலியை தீர்க்கும் சிறந்த மூலிகைகள்.

வறுத்துப் பொடித்த சீரகத்தை ஒரு டம்ளர் மோரில் போட்டுக் குடிக்க வேண்டும்.

வாரத்தில் இரண்டு நாள்கள் ஒரு டம்ளர் தேங்காய்ப்பாலுடன் கருப்பட்டி சேர்த்துக் குடித்து வருவதால், வயிறு தொடர்பான பிரச்னைகள் எதுவும் வராது.

சுரைக்காயை வாரம் இருமுறை உணவில் சேர்த்துக்கொள்ள தொப்பை கரையும்.

வாழைப்பூ, மணத்தக்காளிக் கீரையை வாரம் ஒருமுறையாவது சாப்பிட வயிற்றுத் தொந்தரவுகள் நீங்கும்.

வாரம் ஒருமுறை கொள்ளு ரசம் சாப்பிடக் கெட்டக் கொழுப்பு கரையும். தொப்பையும் குறையும்.

கணையம்

பாகற்காய், அவரைப்பிஞ்சு, நாவல்பழம் ஆகியவற்றை அடிக்கடி சாப்பிட்டு வந்தால் கணையத்தின் செயல்பாடு சீராக இருக்கும்.

தினசரி 5 ஆவாரம் பூவை மென்று தின்ன வேண்டும்

கொன்றைப் பூவை அரைத்து மோரில் கலந்து குடித்து வந்தால் கணையத்தின் செயல்பாடுகள் சீராகும்.

கோவைப்பழத்தை அடிக்கடி சாப்பிட்டு வருவது நல்லது

கல்லீரல் — மண்ணீரல்

சீந்தில் கொடியை தேநீராக்கி குடித்து வருவது நல்லது.

கரிசலாங்கண்ணிக் கீரையைக் கூட்டாக செய்துச் சாப்பிடலாம். கீழாநெல்லியை புளியங்கொட்டை அளவு வெறும் வயிற்றில் மாதந்தோறும் ஐந்து நாளைக்குச் சாப்பிட வேண்டும்.

மாதத்தில் இரண்டு நாள்கள் வேப்பம்பூ ரசம் வைத்துச் சாப்பிடுங்கள். வில்வ பழச்சதையை நாட்டுச் சர்க்கரையுடன் சேர்த்துச் சாப்பிடலாம். திராட்சை பழச்சாற்றை அருந்தி வந்தால் கல்லீரல், மண்ணீரல் உறுப்புகளுக்கு நன்மையைச் செய்யும்.

மலக்குடல்

அகத்திக்கீரையை வாரம் ஒருநாள் சமைத்துச் சாப்பிட வேண்டும். இதனால், மலக்குடல் சுத்தமாக இருக்கும்.

பப்பாளிப் பழத்தை வாரம் மூன்றுமுறை சாப்பிடுவது நல்லது.

அடிக்கடி முளைக்கீரையை சமையல் செய்து சாப்பிட்டு வரலாம்.

நார்த்தங்காய் ஊறுகாயை அளவுடன் சாப்பிடுவது நல்லது. செரிமானச்

சக்தி மேம்படும்.

மாலை ஆறு மணி அளவில், மாம்பழ சீசனில் மாம்பழத்தைத் தொடர்ந்து சுவைத்து வரலாம்.

மாதுளைப்பூ சாறு 15 மி.லி, சிறிதளவு பனங்கற்கண்டு சேர்த்து மூன்று வேளையும் குடித்து வரவேண்டும்.

பாதம்

கண்டங்கத்திரி இலையுடன் தேங்காய் எண்ணெயை ஊற்றிச் சாறு பிழிந்-துத் தடவினால் கால் வெடிப்பு சரியாகும்.

விளக்கெண்ணெய், தேங்காய் எண்ணெய் சம அளவு எடுத்து பாதத்தில் தடவி வந்தால் பாதம் மிருதுவாக இருக்கும்.

லேசாக சூடு செய்த வேப்பெண்ணெயை விரல்களின் இடுக்கில் தடவி-னால் சேற்றுப் புண்கள் சரியாகும்.

வாழைப்பூவை பருப்பு சேர்த்துச் சமைத்து சாப்பிட்டு வந்தால், கை, கால்களில் வரும் எரிச்சல் நீங்கும்.

இரண்டு கால் விரல்களையும் தினமும் ஐந்து நிமிடத்துக்கு நீட்டி - மடக்கும் பயிற்சியைச் செய்து வரவேண்டும். ரத்த ஓட்டம் சீராகும்.

பாதம், விரல் வலி சரியாகும்

பரோட்டா

தென்னிந்தியாவில் எந்த உணவகத்துக்கு சென்றாலும், பரோட்டாவின் பெயரை உச்சரிக்காத ஓட்டல் சர்வர்கள் இருக்க மாட்டார்கள். மைதா-வில் உருவாகும் இந்த பரோட்டா பல நோய்களின் கதவுகளை திறக்-கிறது என்கிறார்கள் டாக்டர்கள். பல நாடுகளில் தடைசெய்யப்பட்ட மைதா, நம் நாட்டில் மட்டும் சுதந்திரமாக சுற்றித்திரிகிறது. இது தரும் ஆபத்துகள் பல. அதன் விவரம் இதோ....

சர்க்கரை நோய்: மைதா சேர்த்த உணவுகளுக்கு கிளைசெமிக் அளவீடு அதிகம். அதாவது, சாப்பிட்டவுடன், விரைவில் ரத்தத்தில் சர்க்கரையின் அளவை அதிகரிக்க செய்யும். எனவே, சர்க்கரை நோயாளிகள் தவிர்க்க வேண்டிய முக்கிய உணவு பரோட்டா.

சர்க்கரை நோய்க்கான மருந்துகளின் திறனை ஆய்வு செய்வதற்காக, ஆய்வக விலங்குகளில் செயற்கையாக சர்க்கரைநோயை உண்டாக்க பயன்படும் பொருள்தான் அல்லோக்ஸான். ஆக, மைதாவின் துணையோடு செய்யப்படும் பரோட்டாக்களை அதிகளவில் சாப்பிட்டுவந்தால், சர்க்கரைநோய் ஏற்படுவதற்கு வாய்ப்புகள் அதிகம்.

இதய நோய்: இன்றைக்கு சர்க்கரைநோய், உடல் பருமன் போன்ற தொற்றா நோய்கள் அதிகரித்திருப்பதற்கு, பல்வேறு காரணங்களோடு, பரோட்டாவையும் ஒரு காரணமாக சொல்லலாம்.

சத்துகள் ஏதுமில்லாத, வெற்று கலோரிகளை மட்டுமே கொடுக்கும் மைதாவின் குழந்தையான பரோட்டா, உடல் எடையை கூட்டும். அதுவும் குழந்தை பருவம் முதலே பரோட்டாவுக்கு ரசிகராக இருப்பவர்களுக்கு இளவயது உடல் பருமன் நிச்சயம். எண்ணெயில் பொரித்த மைதா சார்ந்த உணவுகள், கெட்ட கொழுப்பை அதிகரிப்பது மட்டுமல்லாமல், இதய நோய்களையும் உண்டாக்கலாம்.

மலச்சிக்கல் : உடலுக்கு தேவையான நார்ச்சத்து இல்லாமல் இருப்பதாலும், மைதா சேர்த்த உணவுகளை ஆரோக்கியத்துக்கு எதிராக பார்க்கவேண்டியிருக்கிறது. மலச்சிக்கலை உருவாக்குவதில் மைதாவுக்கு முக்கிய பங்குஉண்டு.
!

பயனுள்ளமருத்துவ குறிப்புகள் ......

காயம்பட்டவரை அவசரத்தில் கண்டபடி தூக்கிச் செல்லக் கூடாது. படுக்க வைத்து மட்டுமே தூக்கிச் செல்ல வேண்டும். ஒருவேளை தண்டுவடம் பாதிக்கப்படாமல் இருந்து, நீங்கள் உடலை மடக்கித் தூக்குவதன் மூலம் அது பாதிப்படையலாம். உடல் பாகங்கள் செயல் இழந்து, நிலைமையை மேலும் சிக்கலாக்கிவிடும்.

எலும்பு முறிவு ஏற்பட்டால், எக்ஸ்-ரே எடுத்துப் பார்க்காமல் குத்துமதிப்பாக கட்டுப்போட்டு கொள்ளாதீர்கள். ஏனென்றால், எலும்புகள் கோணல்மாணலாக சேர்ந்துகொள்ளவும், தசைகள் தாறுமாறாக ஒட்டிக்கொள்ளவும் வாய்ப்பு இருக்கிறது. இதனால்... கால்கள் கோணலாக, குட்டையாக மாறக்கூடிய ஆபத்து இருக்கிறது.

பிஸியோதெரபி என்பது இயற்கை வலி நிவாரணி. மாதக் கணக்கில் வலி நிவராணி மாத்திரைகள் சாப்பிடுவதன் மூலம் குணமாகும் பிரச்னையை, வாரக் கணக்கிலேயே குணமாக்கிவிடும்.

எலும்பு உறுதிக்கு கால்சியத்தைவிட, புரொட்டீன்ஸ் மிக முக்கியம். புரொட்டீன்ஸ் புடவை எனில், அதில் உள்ள டிசைன்ஸ் தான் கால்சியம். பருப்பு வகை, சோயா, காளான், முட்டை, இறைச்சி போன்றவற்றில் புரொட்டீன்ஸ் அதிகமாக உள்ளது.

எடை குறைவான இருசக்கர வாகனங்களைப் பயன்படுத்துவோர், மிக மெதுவாக செல்ல வேண்டும். வேகமாக செல்லும்போது ஏற்படும் அதிர்வுகள் நேரடியாக முதுகு, கழுத்து மற்றும் இடுப்புப் பகுதியை பாதிக்கும்.

எலும்புகள், 25 வயது வரைதான் பலம் பெறும். அதன்பிறகு மெள்ள வலுவிழக்க ஆரம்பிக்கும். எனவே, குழந்தைப் பருவத்திலிருந்து 25 வயது வரை சாப்பிடும் சத்தான உணவுகள் தான் எலும்பை உறுதிப்படுத்தும். அதன் பிறகு சாப்பிடுவதெல்லாம் எலும்புகளின் வலு குறையும் வேகத்தை குறைக்க மட்டுமே உதவும்.எலும்புகள்

வயதான காலத்தில் தடுமாறி விழுந்தால் முதுகு எலும்பு, இடுப்பு எலும்பு உடைந்து போக வாய்ப்பு அதிகம். வயதானவர்கள் நடமாடும் பகுதிகளில் தரை வழவழப்பாக இருக்கக் கூடாது. நல்ல வெளிச்சத்தோடு இருக்க வேண்டும். கார்ப்பெட்டில் கூட தடுக்கி விழலாம். எனவே, அவர்கள் எதையாவது பிடித்தபடி நடப்பதற்கு வழி செய்ய வேண்டும்.

கால் தடுமாறி பிசகிவிட்டால்... உடனே 'கையால் நீவிவிடு' என்பார்கள். அது தவறு. ஒருவேளை, எலும்பில் நூலிழை தெறிப்பு இருந்தால்,

நீவி விடுவதன் மூலம் அந்தத் தெறிப்பு அதிகரிக்கலாம்.

குதிகால் வலி, கீழ் முதுகுவலி, கழுத்துவலி போன்றவை வந்தால் உடனே டாக்டரைப் பார்க்க ஓடாதீர்கள்... நாற்காலியும் செருப்பும் கூட காரணமாக இருக்கலாம். அணிந்திருப்பது தரமான செருப்புதானா... நாற்காலியில் முதுகு நன்றாகப் படியும்படி அமர்கிறோமா... என்பதை-யெல்லாம் கவனியுங்கள். அரை மணி நேரத்துக்கு ஒரு முறை, ஐந்து நிமிடம் சாய்ந்து அமர்ந்து 'ரிலாக்ஸ்' செய்துகொள்வதையும் வழக்க-மாக்குங்கள். இவ்வளவுக்குப் பிறகும் தொல்லை இருந்தால், டாக்டரைப் பார்க்கலாம்.

பெண்களுக்காக......
இளவயதில் தினமும் ஒரு கப் பால் குடிப்பது, எலும்புகளை வலுவாக்கி கால்சியம் சத்தை அதிகரிக்கும்.

முட்டைகோஸில் ஈஸ்ட்ரோஜன் அதிகமென்பதால் மார்பக புற்று வரமல் தடுக்க கோதுமை உணவுடன் கோஸ் சேர்த்து உண்ணலாம்.

மார்பக புற்று உள்ளிட்ட பல்வேறு புற்று நோய்கள் வராமல் தடுக்க ஆப்பிள் உதவுகிறது.

மாதவிடாய்க் கால மன அழுத்தம், பயம், பதற்றம் ஆகியவற்றால் தொந்தரவா..? அந்த நாட்களில் கார்ன்ஃபிளாக்ஸை காலை உணவாக்-குங்கள்.

கர்ப்பக் கால கவனிப்பு..!

கர்ப்பிணிகள், நாவல்பழம் சாப்பிட்டால் வயிற்றில் உள்ள குழந்தை கறுப்-பாகப் பிறக்கும் என்பதும், குங்குமப்பூ சாப்பிட்டால் சிவப்பாகப் பிறக்-கும் என்பதும் மூட நம்பிக்கையே. தோலின் நிறத்தை நிர்ணயிப்பவை 'மெலனின்' எனப்படும் நிறமிகளே...

கர்ப்பிணிகள், இரும்புச்சத்து மாத்திரை சாப்பிட்டால், உடல் லேசாக கறுத்து, பிறகு பழைய நிறத்துக்கு வந்துவிடும். இதை வைத்தே, குழந்-

தையும் கறுப்பாக பிறக்கும் என்று சிலர் பயப்படுவார்கள். அது தேவையற்றது.

16. கர்ப்பிணி பெண்கள், காலையில் சீக்கிரம் சாப்பிட வேண்டும். இதனால் ரத்தத்தில் உள்ள சர்க்கரையின் அளவு குறையாமலிருக்கும். அடிக்கடி மயக்கமும் வராது.

வயிற்றில் குழந்தை வளர வளர, குடல் ஒரு பக்கம் தள்ளும். அப்போது அதிகமாக சாப்பிட முடியாது. சீக்கிரமும் பசிக்காது. அந்த நேரங்களில் ஜூஸ், முளை கட்டிய தானியங்கள் போன்றவற்றை, பல வேளைகளாகப் பிரித்துச் சாப்பிட வேண்டும்.

பிரசவ காலத்துக்குப் பின் வயிற்று தசைகள் வலுப்பெற உடற்பயிற்சிகள் செய்ய வேண்டும்.

கர்ப்பிணிகளின் உடலுக்கு இயற்கையான குளிர்ச்சியைத் தருகிறது வாழைப்பழம். உடல் காரணங்களால் மட்டுமல்ல... உணர்ச்சி வசப்படுவதாலும் உடலைப் பாதிக்கும் சூட்டை வாழைப்பழம் நீக்குகிறது. தாய்லாந்தில் தாயாகப் போகிறவரின் தினசரி உணவில் வாழை ரெசிபிக்கள் விதவிதமாக இருக்கும்.

கர்ப்பக் காலத்தில் சிலருக்கு கால்கள் வீங்குவது வழக்கமான ஒன்று. அதிகமாக தண்ணீர் குடிப்பதால்தான் இப்படி என்று சொல்வது தவறு.

கர்ப்பக் காலத்தில் மலச்சிக்கல் பிரச்னை வரும். அதைத் தவிர்க்க அதிகமாக தண்ணீர் குடிக்க வேண்டும்.

பிரசவம் முடிந்த சில நாட்களில், வயிறு சுருங்க வேண்டும் என்பதற்காக பெரிய துணியை வயிற்றில் கட்டிவிடுவார்கள். அது தவறு. இதனால் கருப்பை கீழிறங்கிட வாய்ப்பு உண்டு. இருமல் அல்லது தும்மலின்போது சிலருக்கு சிறுநீர் வெளியாவதற்கு காரணம் இதுதான். பிரசவம் முடிந்து ஆறு வாரம் கழித்து, அதற்கான பெல்ட்டை அணியலாம்.

தைராய்டு, சுகர் போன்ற பிரச்னைகள் உள்ள பெண்கள், கர்ப்பக் காலத்தில் அதற்கான மருந்துகளைக் கட்டாயம் எடுத்துக்கொள்ள வேண்டும்.

அது, குழந்தையைப் பாதிக்காது.

பிறந்த குழந்தைக்கு பழைய துணியை முதலில் அணிவிப்பது சம்பிரதாயமாக இருக்கிறது. நீண்டநாள் பெட்டியில் வைத்திருந்த துணியை அப்படியே எடுத்துப் போடக் கூடாது. அதில் தொற்றுக் கிருமிகள் இருக்கலாம். துவைத்து, காய வைத்த பிறகே அணிவிக்க வேண்டும்.

சில கிராமங்களில் பிறந்த குழந்தையின் நாக்கில் தேன், சர்க்கரை, கழுதைப் பால் போன்றவற்றைத் தடவும் பழக்கம் உள்ளது. நாள்பட்ட தேனாக இருந்தால் அதிலிருக்கும் ஒரு வகை நச்சுக்கிருமி, இளம்பிள்ளைவாதத்தைக்கூட கொண்டு வரக்கூடும்.

வாழைப்பழத்தில் இருக்கும் பொட்டாசியம் குழந்தைகளின் மூளைத்திறனைத் தூண்டுகிறது.

குழந்தைகள் விளையாடச் செல்வதற்கு முன்பு நிறைய தண்ணீர் குடிக்க வேண்டும். விளையாடும்போது வியர்வையாக வெளியேறும் நீரை, அது ஈடு செய்யும்.

தாய்ப்பாலை சேமித்து கொடுப்பது நல்லதல்ல. தவிர்க்கமுடியாத பட்சத்தில், சுத்தமான பாத்திரத்தில் சேகரித்துக் கொடுக்கலாம். சாதாரண அறை வெப்பத்தில் 6 மணி நேரம் வரை கெடாமல் இருக்கும்.

தயிர் சாப்பிட்டால் குழந்தைகளுக்குச் சளி பிடிக்கும் என்பது தவறு. குழந்தைக்குத் தயிர் மிகவும் நல்ல உணவு. தயிரில் புரொபயோட்டிக் எனும் சத்து அதிகம். அது குடலுக்கு மிக நல்லது. குழந்தைக்கு அலர்ஜி வராமல் தடுக்கும்.

குழந்தைகள் உணவில் மாவுச் சத்துக்களே அதிகமிருப்பதால்... வாழைப்பழம் அவசியம் கொடுக்க வேண்டும். இது மலச்சிக்கலைப் போக்கும். வாழைப்பழம் சாப்பிட்டால் சளி பிடிக்கும் என்பது தவறு.

குழந்தைகள் குண்டாக இருக்க வேண்டும் என்று அளவுக்கு அதிகமாக

உணவு கொடுத்து உடலை பருமனாக்காதீர்கள். 60 வயதில் வர வேண்டிய பி.பி., சுகர் போன்றவை 30 வயதிலேயே வந்துவிடும். குழந்தைகளை சீரான உடல்வாகுடன் வளர்க்கப் பாருங்கள்.உணவே மருந்து...

நீங்கள், தினமும் ஐந்து விதமான பழங்களையும், சில காய்கறிகளையும் உணவாக எடுத்துக் கொள்பவரா.? ஆம் என்றால்... ஆரோக்கியமும் அழகும் எப்போதும் உங்க பக்கம்தான்..

தினமும் ஒரு டம்ளர் மாதுளை ஜூஸ் குடிப்பது... உடலில் ரத்த அழுத்தம், கொழுப்பு, நச்சுத்தன்மை என பல பிரச்னைகளுக்குத் தீர்வாக.............. இருக்கும்.
உணவே மருந்து

மனநலக் கோளாறு மற்றும் மூளை நரம்புகளில் பாதிப்பு உள்ளவர்களின் தினசரி உணவில் தர்பூசணி துண்டுகள் அவசியம். மன அழுத்தம், பயம் போன்ற பாதிப்புகளை தகர்க்கும் விட்டமின் பி-6 தர்பூசணியில் அதிகம்.

பூண்டு சாப்பிட்டீர்களென்றால்... உங்கள் உடலில் நோய் எதிர்ப்புச் சக்தி வெகுவாக அதிகரிக்கும். வெள்ளை அணுக்கள் அதிகம் உற்பத்தியாவதோடு, கேன்சர் செல்கள் உருவாகாமலும் தடுக்கும்.

சிவப்பணு உற்பத்திக்கு புடலங்காய், பீட்ரூட், முருங்கைக்கீரை, அவரை, பச்சைநிறக் காய்கள், உளுந்து, துவரை, கம்பு, சோளம், கேழ்வரகு, பசலைக்கீரை போன்றவற்றை அடிக்கடி சேர்த்துக் கொள்ள வேண்டும்.

பச்சைப் பயறு, மோர், உளுந்துவடை, பனங்கற்கண்டு, வெங்காயம், சுரைக்காய், நெல்லிக்காய், வெந்தயக்கீரை, மாதுளம் பழம், நாவற்பழம், கோவைக்காய், இளநீர் போன்றவை உடலின் அதிகப்படியான சூட்டைத் தணிக்கும்

.

சுண்டைக்காயை உணவில் சேர்த்தால்... நாக்குப்பூச்சித் தொல்லை, வயிற்றுப்பூச்சித் தொல்லை தூர ஓடிவிடும்.

வெங்காயம், பூண்டு, சிறுகீரை, வேப்பிலை, மிளகு, மஞ்சள், சீரகம், கருப்பட்டி, வெல்லம், சுண்டைக்காய் வற்றல், செவ்விளநீர், அரைக்-கீரை, எலுமிச்சை போன்றவை உடலில் உள்ள நச்சுத்தன்மை நீக்கும் உணவுகள்.
பொன்னாங்கண்ணிக் கீரையைத் துவட்டல் செய்து சாப்பிட்டு வந்தால், மூல நோய் தணியும். இந்தக் கீரையின் தைலத்தை தலைக்குத் தேய்த்-துக் குளித்து வந்தால்... கண் நோய்கள் நெருங்காது.

சமையலுக்குக் கைக்குத்தல் அரிசியைப் பயன்படுத்துவது மிக மிக நல்-லது. கைக்குத்தல் அரிசியில் நார்ச் சத்துக்கள் நிறைந்துள்ளன.

சைக்கிள் கேப்பில் எல்லாம் ஸ்நாக்ஸ் சாப்பிடுவதை முற்றிலுமாகத் தவிர்க்க வேண்டும். அதற்குப் பதிலாக தானியங்கள், முளைகட்டிய பயறு போன்றவற்றைச் சாப்பிடலாம்.

பப்பாளிப் பழங்கள் மிகவும் சத்து மிகுந்தவை. வாரம் ஒருமுறை பப்பா-ளிப் பழம் வாங்கிச் சாப்பிடுங்கள். கண்களுக்கும் நல்லது.

அதிக நாட்கள் உணவை ஃப்ரிட்ஜில் வைத்து சாப்பிடுவதைத் தவிர்க்க வேண்டும். அப்படி வைக்கப்பட்ட உணவுகளில் சத்துக்கள் குறைந்து விடுவதோடு, உடல் ஆரோக்கியத்துக்கும் தீங்கினை ஏற்படுத்தும்.

தினசரி சிறு துண்டு பைனாப்பிளை தேனில் ஊற வைத்து, அந்தத் தேனை இரண்டு வாரம் சாப்பிட்டால் கல்லீரல் ஆரோக்கியமாக இருக்-கும்

பலமான விருந்து காரணமாக ஜீரணக் கோளாறா? புதினா, தேன், எலு-மிச்சைச் சாறு... இவற்றில் ஒவ்வொரு ஸ்பூன் கலந்து சாப்பிட்டால் போதும். கல்லும் கரைந்துவிடும்.

கேன்சர் செல்களைத் தகர்க்கும் சக்தி திராட்சையின் தோலில் இருக்கி-றது. திராட்சை கொட்டைகளிலிருந்து பெறப்படும் மருந்துப் பொருட்கள்,

வைரஸ் எதிர்ப்புச் சக்தியை பெரிதும் தூண்டுகின்றன.மருந்தே வேண்-
டாம்...

இயற்கைச் சூழலான இடங்களுக்குச் செல்ல நேர்ந்தால்... கொஞ்ச
நேரம் ஆழமாக மூச்சு விடுங்கள். நுரையீரலுக்கு அது மிகவும் பயன-
ளிக்கும்.

50. எந்தவித நோய் தாக்கியிருந்தாலும் முதலில் செய்ய வேண்டியது,
கவலையைத் தூக்கி எறிவதுதான். அதுதான் முதலுதவிக்கும் முந்தைய
சிகிச்சை.

மருந்தே வேண்டாம்

பீட்டா காரோட்டின்ஸ் அதிகமுள்ள உணவுகளை உண்பது இதயத்துக்கு
நல்லது. குறிப்பாக கேரட், முட்டைகோஸ், சர்க்கரைவள்ளிக் கிழங்கு,
அடர் பச்சை நிற கீரைகள் போன்றவை.

நீங்கள் அடிக்கடி நீச்சல் அடிப்பவர் என்றால்... இதயத்தைப் பற்றி
கவலையேபட தேவையில்லை.

உப்பு, இதயத்துக்கு எதிரானது. உப்பு போட்ட............. கடலையைக்
கொறிக்கும்போதெல்லாம், இதயம் பாதிக்கப்படுவதாக உணருங்கள்

மன அழுத்தம் இதயத்தின் எதிரி. அதை விட்டுத் தள்ளுங்கள்.

உங்கள் குடும்பத்தில் யாருக்காவது இதய நோய்கள் இருந்தால், உங்கள்
இதயத்தை மருத்துவர் மூலம் சோதிப்பதை வழக்கமாக்கிக் கொள்ளுங்-
கள்.

கிட்னியைக் கவனியுங்கள்....

கிட்னியில் கல் இருக்கிறதா? சாப்பாட்டில் மெக்னீசியம் சேருங்கள்.
நிறைய பீன்ஸ் சாப்பிட்டாலே போதும்! கோதுமை, ஓட்ஸ், பாதாம், முந்-
திரி, மீன், பார்லி போன்றவையெல்லாம் மெக்னீசியம் அதிகம் உள்ள
சில உணவுகள்.

சிப்ஸ், கோக், இனிப்புள்ள பாட்டில் ஜூஸ்கள், சீனி — இவையெல்லாம் கிட்னியில் கல்லை உருவாக்கும்

நிறைய தண்ணீர் குடிப்பது, சிறுசிறு கிட்னி கற்களை அகற்ற உதவும். கூடவே கேரட், திராட்சை மற்றும் ஆரஞ்சு ஜூஸ் என்று ஏதாவது ஒன்றைக் குடிப்பது மிகவும் நல்லது.

காய்கறிகளை நிறைய சாப்பிடுபவர்களுக்கு, 'கிட்னியில் கல்' என்ற பயமே தேவையில்லை.

பல்லுக்கு உறுதி...

பல்லில் வலி, ஈறுகளில் வீக்கம், வாயின் வெளிப்புறத்தில் வீக்கம், பல் கறுப்பு நிறமாக மாறுவது, பல்லில் குழி ஏற்பட்டு உணவு தங்குவது, குளிர்ந்த மற்றும் சூடான உணவு உட்கொள்ளும்போது கூச்சம் ஏற்படுவது போன்றவை பல் சொத்தை ஏற்படுவதற்கான அறிகுறிகள்.

பற்களில் ஏற்படும் பாதிப்பு, தொண்டைக்குப் பரவி, சமயங்களில் இதயத்தையும் பாதிக்கும். எனவே, பற்களை எப்போதும் சுத்தமாக வைத்திருக்க வேண்டும்.

தேநீர், காபி போன்றவற்றை அடிக்கடி குடிப்பது பற்களுக்கு நீங்களே வேட்டு வைப்பதற்குச் சமம். மிகவும் குளிர்ந்த நீரைக் குடிப்பதைத் தவிருங்கள்.

சூடான உணவை சாப்பிட்ட நொடியே, ஜில்லான உணவுக்கு மாறினால், உடலுக்கும் பல்லுக்கும் பாதிப்புகள் ஏற்படும்.

 எதற்காக எந்த உணவு சாப்பிடலாம்
 என்பதை அறிந்து
 எல்லோரும் கடைபிடித்தால்
 எல்லோரும் நோயிலிருந்து
 விடுபட்டு ஆனந்தமாக வாழலாம்

நான்

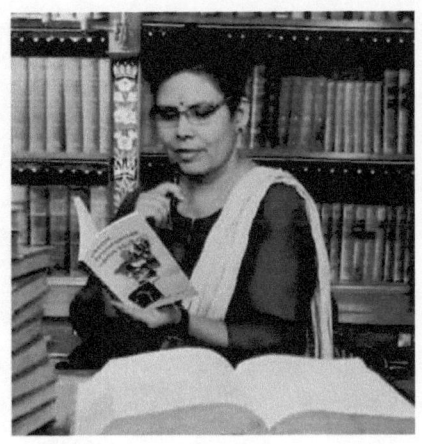

வாசகர்ளால் நான்
வாசகர்களுக்காக நான்

முற்போக்கு எழுத்தாளர் வி.எஸ்.ரோமா - கோயம்புத்தூர்
+91 82480 94200
20 புத்தகங்கள் எழுதியுள்ளேன்
விருதுகள் பல பெற்றுள்ளேன்.
கதை , கவிதை, கட்டுரை, நாவல் பொன்மொழி, நாடகம் எழுதுவேன்.

என்
எழுத்து
என் மூச்சுள்ள வரை
என் வாசிப்பே
என் சுவாசிப்பு

என்றும்
எழுதிக் கொண்டிருக்க வே
என் ஆசை

நான் திருமணமே செய்து கொள்ளாத பெண்மணி என்பதில் எனக்கு மகிழ்வே.

என் எழுத்துக்கு முழு ஒத்துழைப்பு கொடுப்பவர்கள் என் பெற்றோர்களே.

தந்தை
கா சுப்ரமணியன் _ தாசில்தார் - ஓய்வு

தாய்.
சு. கிருஷ்ணவேணி

என் பெற்றோர்களே
என்
எழுத்துக்கும்
எனக்கும் முழு ஒத்துழைப்பு தருகின்றவர்கள் என்பதில் எனக்கு மகிழ்ச்சியே.

நான் ரோமா ரேடியோ
என்ற பெயரில் எஃப் எம் ஆரம்பித்துள்ளேன்.

என்
எழுத்து
என் ரோமா வானொலி மூலம்
எங்கும் ஒலிக்க
எட்டு திக்கும் ஒலிக்க
என் ஆவல்.

பெண்களை

பெரிதாக நினைத்துப்
பெரும் மகிழ்ச்சியடைந்து
பெருமைப் படுத்த வேண்டும்.

முற்போக்கு எழுத்தாளர்
வி.எஸ். ரோமா
Roma Radio
கோயம்புத்தூர்
+91 82480 94200

www.ingramcontent.com/pod-product-compliance
Lightning Source LLC
LaVergne TN
LVHW041717060526
838201LV00043B/791
9781639048113